ACADÉMIE DES SCIENCES

PRIX DE MÉDECINE

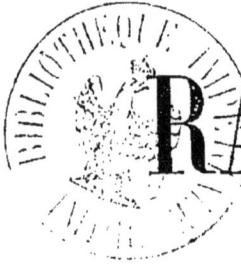

RAPPORT

SUR LE

CONCOURS DE L'ANNÉE 1864

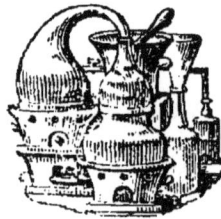

BAGNÈRES-DE-BIGORRE,

IMPRIMERIE DOSSUN, PLACE NAPOLÉON, 9.

1865.

ACADÉMIE DES SCIENCES

PRIX DE MÉDECINE

RAPPORT

SUR LE

CONCOURS DE L'ANNÉE 1864

(Commissaires : MM. Cl. Bernard, Velpeau,
J. Cloquet, Serres, Rayer, rapporteur.)

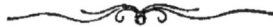

L'Académie a proposé comme sujet d'un prix
de Médecine à décerner en 1864 la question
suivante : *Faire l'histoire de la pellagre.*

On croyait, il n'y a pas très longtemps
encore, que la pellagre était confinée à l'Italie.
Aujourd'hui, il n'est pas douteux que le mal
qui afflige les Asturies, en Espagne, est la pellagre, et qu'elle règne dans plusieurs départe-
ments du sud-ouest de la France.

On croyait qu'elle était une endémie dont les conditions locales étaient seules responsables en Italie; mais la présence du fléau dans des contrées très éloignées les unes des autres, et certains faits qui se produisirent firent penser que d'autres causes que des causes locales agissaient dans le développement de cette funeste maladie.

Enfin vint se jeter à la traverse l'opinion que la pellagre, si elle était endémique, était sporadique aussi, comme l'est une pneumonie.

Ces faits, ces dires, ces opinions montrèrent à l'Académie qu'il y avait là une grande question d'hygiène, et elle voulut, par une récompense solennelle, exciter les travailleurs déjà excités par l'intérêt du sujet, par la diversité des opinions et par la vivacité des discussions.

Les travailleurs, en effet, accoururent : c'est M. Roussel avec un Traité très étendu et très complet sur la pellagre, lui qui, le premier, en 1842 et en 1845, appela en France l'attention sur cette maladie; c'est M. Costallat, dont les investigations ont pour point de départ l'émotion douloureuse ressentie à la vue de grandes calamités; c'est M. Henri Gintrac, l'historien de la pellagre de la Gironde; c'est M. Landouzy qui découvre, en Champagne et ailleurs, la pellagre sporadique, et qui, dans la clinique de Reims, se fait un argument contre la clinique

de Milan et celle des Pyrénées; c'est M. Billod, et
après lui M. Brunet, qui rattachent à la folie
une sorte de pellagre, tandis que jusque-là la
pathologie rattachait à la pellagre une sorte de
folie; enfin, c'est M. Bouchard, qui voit dans la
pellagre une modalité spéciale imprimée à un
état cachectique par diverses causes, et plus
particulièrement par la misère et l'insolation.

Ces hommes ont, pour la plupart, voyagé;
ils ont recueilli sur place des faits et des
documents. Ils ont écrit des Mémoires importants, des livres considérables, et ce n'a pas été
une tâche petite pour votre Commission que
de prendre connaissance de tous ces travaux.

L'intérêt du Concours ouvert par l'Académie
se concentre dans la question de la nature de la
pellagre. Ces questions de nature, tout abs-
traites qu'elles peuvent paraître, ont pourtant
beaucoup de valeur et une grande portée.
Quand il s'est élevé entre les médecins la
mémorable discussion sur la nature de la
fièvre jaune, à savoir si elle était contagieuse
ou si elle ne l'était pas, il s'agissait ou de faire
tomber, si elle n'était pas contagieuse, des
barrières et des retards qui entravaient le
commerce et les correspondances, ou, si elle
était contagieuse, de préserver, comme à Saint-
Nazaire, les populations de l'invasion d'un
redoutable fléau, et de trouver la limite où l'on

conciliait avec le plus de justesse la sécurité des riverains de la mer et la liberté des transactions commerciales.

Il n'en va certainement pas de moins dans la question de la nature de la pellagre. Si elle est due, comme quelques-uns le prétendent, à un empoisonnement lent par un épiphyte délétère, on a le moyen de la guérir ou de la prévenir, et de faire disparaître une endémie qui afflige d'une façon cruelle de beaux pays. Si, au contraire, cet empoisonnement n'est qu'une hypothèse que les faits détruisent, il faut renoncer à d'ambitieuses espérances et rentrer dans une ignorance qui vaut mieux qu'une fausse science.

Dans le Concours dont votre Commission est chargée de vous faire le Rapport, quatre opinions sur la nature de la pellagre sont en présence, opinions qui se combattent et qui sont exclusives les unes des autres.

Suivant une première opinion, la pellagre est une maladie spécifique produite par un agent toxique, à savoir le *verdet* ou *verderame,* parasite épiphytique qui se développe sur le maïs altéré; empoisonnement lent qui, renouvelé chaque fois qu'une nouvelle récolte de grains altérés entre dans la consommation, finit par causer la mort des malades. C'est l'opinion de M. Roussel et de M. Costallat.

Suivant une seconde opinion, qui est celle de M. Henri Gintrac, la pellagre est une affection générale qui, abandonnée à elle-même, marche d'une manière lente et insidieuse, et entraîne un dépérissement progressif. Les conditions qui influent le plus sur le développement de cette maladie sont l'hérédité, certaines professions, une alimentation mauvaise ou insuffisante, et la misère.

M. Bouchard se rapproche de cette manière de voir, seulement il précise plus que M. Gintrac; pour lui, la pellagre est une cachexie qui, déterminée par toutes les espèces de misères, reçoit son caractère spécial de l'insolation.

D'après M. Landouzy, la pellagre ne connaît pas les limites que lui tracent MM. Gintrac et Bouchard; non-seulement elle atteint tous les tempéraments, toutes les constitutions, toutes les conditions, mais encore elle peut se manifester chez les personnes qui sont en dehors de la misère, qui vivent dans l'aisance, qui jouissent de bonnes conditions hygiéniques. En conséquence, il déclare que la cause de la pellagre est inconnue; seulement il nomme comme la principale cause occasionnelle l'insolation, et comme principales causes prédisposantes l'hérédité, la misère, l'usage d'une alimentation altérée ou insuffisante, l'aliénation mentale, et particulièrement la lypémanie.

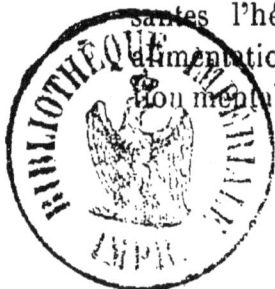

Enfin, M. Billod nie que la pellagre existe;
il n'y voit qu'une combinaison factice, une
réunion de symptômes faite par les patholo-
gistes et non par la nature. « L'entité patho-
» logique, dit-il, désignée sous le nom de
» *pellagre*, n'est pas, comme on l'a cru jusqu'à
» ce jour, une maladie caractérisée par des
» symptômes cutanés, digestifs et nerveux,
» mais un état, une habitude du corps dispo-
» sant à des maladies de la peau, de l'appareil
» digestif et du système nerveux. En tant que
» maladie de la peau, la pellagre se résume
» dans un effet de l'insolation sur le corps
» débilité en des conditions données. » Ainsi,
suivant cette hypothèse, tout cachectique peut
être atteint d'un érythème solaire, de troubles
digestifs et de troubles nerveux, soit isolés,
soit combinés deux à deux, soit combinés
trois à trois, sans qu'il y ait, derrière cette
cachexie et ces divers accidents, le lién d'une
cause unique qui les enchaîne.

M. Brunet nie aussi l'existence de la pellagre :
la triade symptomatique, lésions de la peau,
lésions des voies digestives, lésions du système
nerveux, à laquelle on a donné le nom de
pellagre, ne constitue pas une individualité
morbide distincte. L'insolation est la seule
cause des faits qu'on attribue à la diathèse
pellagreuse. Les trois espèces de symptômes

cutanés, digestifs et nerveux, bien que pouvant être produits par une même cause, l'insolation, n'ont entre eux aucun lien direct ; leur marche est complètement indépendante, et la guérison des uns n'influe en rien sur celle des autres.

Avant d'aller plus loin, il faut dire quel est le domaine attribué à la pellagre ; sans cela on ne pourrait comprendre ni les arguments pour, ni les arguments contre les diverses théories.

La pellagre règne endémiquement dans la haute Italie, dans le sud-ouest de la France, dans le nord de l'Espagne, dans la Hongrie, le long du Danube, et, dans ces pays, elle sévit presque exclusivement sur les populations rurales.

Une maladie sporadique qu'on a nommée *pellagre* a été observée dans diverses localités, à Reims surtout, où M. Landouzy en a recueilli un bon nombre de cas. Quelques médecins des hôpitaux ont aussi recueilli des observations semblables, à Paris, à Rouen et ailleurs.

Enfin, une maladie qu'on a nommée aussi *pellagre* a été signalée dans les maisons d'aliénés, par M. Billod ; après l'avoir reconnue dans l'établissement de Sainte-Gemmes, qu'il dirige, il l'a suivie dans une foule d'autres établissements, et rien n'est moins rare que cette espèce de pellagre dans cette sorte d'asiles.

Il y a un fait constant dans l'histoire de la
pellagre endémique : c'est que, quand la maladie n'est pas parvenue à ses derniers stades, on
la guérit en changeant le régime des pellagreux, c'est-à-dire en substituant une bonne
et solide alimentation à l'alimentation chétive
dont ils faisaient usage. L'expérience de G. Cerri
est capitale : chargé, en 1795, par le gouverne-
ment de Milan, de recherches sur la cause de la
pellagre, il fit nourrir pendant un an dix pellagreux, dans un état de maladie bien caracté-
risé, avec de bons aliments empruntés en
partie au règne animal, et avec de bon pain au
lieu du pain de maïs et de la polenta dont ces
individus se nourrissaient auparavant : il vit
leur état s'améliorer rapidement, et l'année
suivante l'éruption cutanée et les autres accidents ne reparurent pas. Cette expérience, faite
à dessein, a été répétée sans dessein et avec
une efficacité semblable, en beaucoup de cas
où les habitants de certaines localités furent
obligés pour une cause quelconque de renoncer à leur aliment habituel, le maïs; on peut
voir ces cas rapportés dans l'ouvrage de
M. Roussel. Ainsi on a remarqué que les gens
qui, devenant domestiques, entrent dans de
bonnes maisons, guérissent de la pellagre; on
a remarqué encore que les conscrits pellagreux
regagnent la santé au régiment; il faut noter

surtout que l'administration militaire a cessé
de voir dans la pellagre une cause d'exemption;
ce qu'elle n'aurait point fait, elle qui n'a point
de théorie sur la cause, si l'observation ne lui
avait enseigné la certitude de la guérison par
le changement de régime.

Ces cas, qui appartiennent à l'endémie ita-
lienne, ont la plus haute importance, car ils
sont décisifs. Ils prouvent péremptoirement
que cette endémie n'a sa cause ni dans l'air, ni
dans l'eau, ni dans le logement, ni dans le
vêtement, mais qu'elle l'a dans l'alimentation.
Ils changent donc le champ vaste de l'endémie
en un champ restreint et circonscrivent la
recherche.

Il est possible de la circonscrire encore
davantage. Dans tous ces cas où le changement de régime de mauvais en bon a été
suivi de la guérison de la pellagre, on trouve
que ce mauvais régime était constitué par
l'usage continuel et presque exclusif de la farine
de maïs. Le maïs est donc lié d'une façon
quelconque à la production de la pellagre.
Les données historiques et géographiques confirment ce fait; nous disons *confirment*, car
c'est une confirmation qu'elles apportent : la
preuve, comme on le voit, est fournie direc-
tement. On peut donc, avec assurance, accepter
les dires qui assignent à la pellagre une origine

récente et concomitante de l'introduction du
maïs comme aliment usuel de populations
entières ; dires qui d'ailleurs se fondent sur de
bons documents et qui n'ont jamais été con-
tredits que par des allégations du genre de
celle-ci : que la pellagre avait existé de tout
temps, mais qu'elle avait été méconnue jus-
qu'au xviiie siècle. On peut voir, en effet, dans
M. Roussel, le résumé historique fort bien
fait qui montre que pour l'Italie et pour
l'Espagne, le maïs ne commençant à figurer
parmi les grandes cultures qu'à partir de la
fin du xviie siècle, la pellagre n'est trouvée
que dans la première moitié du xviiie siècle ;
que pour la France, le maïs n'ayant pris de
l'importance parmi les cultures du midi, et
produit une révolution alimentaire que dans
le courant du xviiie siècle, c'est dans ce même
xviiie siècle que les plus anciens faits de pellagre sont relatés. Quant à la géographie, la
pellagre règne en Italie, en Espagne, en France,
en Hongrie, tous pays où la population rurale
se nourrit principalement de maïs. A la vérité,
on fait remarquer que la Bourgogne et la
Franche-Comté, qui, elles aussi, usent large-
ment du maïs, ne sont pas sujettes à la pellagre.
Mais ce fait, qui, négatif, ne peut détruire un
fait positif, s'explique soit parce que les populations bourguignonnes et franc-comtoises unis-

sent à l'usage du maïs de meilleures conditions
alimentaires, soit parce qu'elles dessèchent le
maïs en le passant au four, avant de l'employer,
et préviennent ainsi le développement du
verdet; pratique conseillée par MM. Balardini
et Roussel, et sur la nécessité de laquelle
M. Costallat insiste pour les pays à pellagre.
Laquelle des deux explications est la véritable?
On sent que, résolue, cette question entraîne-
rait la solution relativement à la cause de la
pellagre.

Cette cause, des faits incontestables, cités
plus haut, l'ont circonscrite dans l'alimentation, puis l'ont liée au maïs. De là résulte une
tendance puissante à la circonscrire plus étroi-
tement et à la rattacher à la mauvaise qualité
du maïs. Déjà la remarque s'est présentée à plus
d'un esprit, qu'ailleurs il y avait des misères
aussi poignantes que celles de l'Italie, du nord
de l'Espagne ou du sud-ouest de la France, qui
produisaient tous les maux de la misère, mais
non la pellagre. Il y avait donc lieu de cher-
cher dans le maïs quelque chose de particulier
qui tranformait en pellagre cette misère. C'est
ce qu'a fait M. le Dr Balardini, qui a assigné
comme cause spécifique de la pellagre un
champignon, *verderame* en italien, *verdet* en
français, qui attaque le maïs. Et ce n'est pas
par une pure hypothèse, par une conception

de l'esprit qu'il en est venu à choisir ainsi, dans le maïs, un maïs particulier. Non, un fait considérable l'a frappé, c'est que toutes les fois que le verdet abonde davantage, la pellagre a des recrudescences. A cette doctrine ainsi trouvée, M. le Dr Costallat, il nous l'apprend lui-même, a été converti de la même façon. En 1857, dans la contrée qu'il habite, au pied des Pyrénées, la récolte avait été mauvaise; pour subvenir aux besoins, il se fit une large importation de maïs venant des provinces danubiennes, à la suite de quoi la pellagre sévit avec fureur; mais le grain importé était avarié et en proie au verdet. L'année suivante, la récolte fut bonne et la pellagre rentra dans ses limites accoutumées. Dès lors, M. Costallat soutint, sans s'être jamais laissé ébranler par aucune objection ni apparence, que le verdet est la cause de la pellagre, et qu'en supprimant le verdet on supprimerait la pellagre. Faut-il faire comme lui et passer du côté de Balardini? Sans doute, les expériences de ce genre qui se sont produites plusieurs fois et en plusieurs lieux rendent très-probable l'explication de la pellagre par le verdet; mais pour la rendre certaine, il faut la contre-expérience, c'est-à-dire des cas bien observés où la pellagre déjà contractée se guérisse, tout en continuant l'usage du

maïs, mais d'un maïs sain et non infesté de
verdet. Tant que cette contre expérience n'est
pas faite, on peut objecter avec plus ou moins
de vraisemblance que ce n'est pas le verdet
qui produit la pellagre, c'est l'insuffisance
alimentaire du maïs, rendu encore plus insuf-
fisant par le verdet qui le vicie.

Ces conclusions, on a cru les frapper de
néant en objectant qu'il y avait des pellagres
indépendamment de l'usage du maïs; mais ces
affections pellagriformes, quelle qu'en soit la
nature, n'empêchent pas qu'il y ait une catégorie de pellagres que l'on guérit quand, à
temps, on change le régime alimentaire.

M. Landouzy, frappé des cas d'érythème,
de troubles digestifs et de troubles nerveux
qu'il eut occasion d'observer à la clinique de
Reims, a soutenu la cause des pellagres sans
maïs, déclarant que ce qu'il avait sous les
yeux était semblable, non-seulement aux des-
criptions contenues dans les livres, mais
encore aux pellagres incontestées qu'il alla,
pour satisfaire à son besoin de certitude, voir
dans les lieux même où règne l'endémie,
M. Roussel a employé un chapitre de son
ouvrage à montrer que cette ressemblance est
plus apparente que réelle; par exemple, pour
ne citer rien autre, la pellagre de M. Landouzy
ne présente pas les accidents nerveux qui

forment le début constant de la pellagre
endémique avant l'apparition de l'érythème.
Sans entrer dans une discussion nosographi-
que, il suffit de rappeler ce fait bien établi
que la pellagre endémique guérit, dans ses
premières périodes, par le changement de
régime alimentaire et la suppression du maïs.
Il faut insister sur ce point essentiel : dans la
pellagre endémique on a l'épreuve (la liaison
avec le maïs) et la contre-épreuve (la guérison
en cessant l'usage de cette farine). Dans la pellagre décrite par M. Landouzy, on n'a ni
l'épreuve (puisque de son propre aveu elle
n'est liée à aucune condition), ni la contre-
épreuve (puisqu'elle n'a aucun mode assuré
de guérison). C'est pour cela que la pellagre
sans maïs de M. Landouzy ne peut exercer
aucune influence sur la doctrine étiologique
de la pellagre endémique.

L'argument employé contre la pellagre sporadique de M. Landouzy s'applique avec autant
de force à la pellagre des aliénés. Il résulte
des observations de M. Billod et de M. Brunet
que cette pellagre (il faut laisser aux faits les
noms que les auteurs leur ont donnés) survient chez des individus dont le régime alimentaire n'est pas mauvais, et ne se guérit
pas par le changement de régime. Ajoutons,
ce qui est également décisif, que la marche

de la pellagre des aliénés et celle de la pellagre endémique sont totalement différentes. Dans
la première, l'érythème survient à la folie ;
dans la seconde, la folie survient à l'érythème
et aux troubles digestifs. Une inversion aussi
complète témoigne qu'il s'agit de faits pathologiques distincts, et elle nous fait comprendre
comment MM. Billod et Brunet ont été amenés
à soutenir qu'il n'y avait point de pellagre,
et que ce qui restait ne représentait que trois
groupes de symptômes associés indifféremment
deux à deux, trois à trois. En effet, en partant
chez les aliénés de l'état de folie pour y grou-
per soit l'érythème solaire, soit des troubles
digestifs, on ne pouvait arriver à une autre
conclusion.

D'après ce qui précède, il est permis d'écar-
ter de la question d'étiologie la pellagre sporadique et la pellagre des aliénés. Mais il n'en est
pas de même d'une complication que les
recherches suscitées ont mise en lumière. M. le
Dr Costallat, partisan déterminé de la doctrine
de Balardini, fut averti par des médecins espa-
gnols qu'il existait dans leur pays, la Vieille-
Castille et l'Aragon, une pellagre complétement
étrangère au maïs. La Vieille-Castille et l'Aragon se nourrissent non de maïs, mais de blé. La
pellagre dont il s'agit y est connue sous le nom
de *flema salada* ; il faut noter qu'en Asturie, où

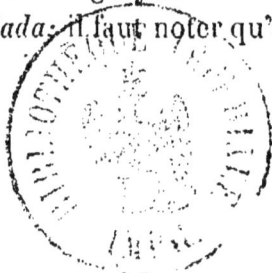

règne la pellagre, dite là *le mal de la rose*, on
vit de maïs. M. Costallat s'empressa de se rendre
sur les lieux, et il trouva, en effet, une maladie
très semblable à la pellagre qu'il a sous les
yeux dans le département des Hautes-Pyrénées
qu'il habite. Néanmoins, l'identité ne lui parut
pas complète, et il essaya de noter des différen-
ces à l'aide desquelles il crut pouvoir rappro-
cher la *flema salada* de l'acrodynie de Paris des
années 1828 et 1829, et l'attribua à la *carie*,
parasite commun dans le pain mal préparé
dont usent les gens de ce pays-là.

Ainsi averti, M. Roussel s'est montré disposé
à se ranger à l'avis de M. Costallat sur la
flema salada. De plus, il s'est demandé si l'on
ne pourrait pas rattacher à une altération soit
du millet, soit d'une autre céréale, les cas
de pellagre sans usage du maïs rapportés par
M. Gintrac. Ce sont là des faits importants à
étudier, des vues à poursuivre dans le groupe
des maladies dues aux altérations des céréales.
Mais ces faits, quels qu'ils soient et quelque
interprétation qu'on veuille leur donner, n'en-
tament pas les faits relatifs au maïs et les
liaisons de cette alimentation avec la pellagre.

Tout ce qui peut être allégué pour ou
contre la liaison de la pellagre avec le maïs,
pour ou contre l'intoxication par le verdet,
vient d'être résumé, condensé dans l'exposé

ainsi soumis à l'Académie. Maintenant, que
faut-il conclure? Dire que l'intoxication n'est
pas certaine par le maïs altéré, ce serait aller
contre des faits bien établis et fort importants;
dire qu'elle est la source unique de la pellagre,
comme paraît le penser M. Roussel, ce serait
outre-passer les conditions de la certitude
scientifique. Que reste-t-il donc à faire? Con-
seiller fortement aux médecins et à l'administration l'expérience que M. le Dr Costallat a eu
le mérite de proposer, et qui, réduite à sa
plus simple expression, consiste en ceci :
« Ne changer dans le régime des pellagreux
qu'une seule chose, la farine de maïs avarié,
à laquelle on substituera la farine de maïs
en bon état. »

De cette façon, la solution de la question est
ramenée à la sûreté d'une expérience dans le
laboratoire. Si avec la bonne farine la pellagre
persiste, le verdet n'en est pas la cause; si
elle guérit, le verdet en est la cause; car il
n'y a de changé dans les termes du problème
que la qualité de la farine. C'est la contre-
épreuve nécessaire pour donner la certitude à
l'épreuve.

C'est sous la réserve de l'expérience pro-
posée que la Commission formule son appré-
ciation du Concours et des ouvrages qu'il a
suscités. Le problème de la pellagre n'est pas

comme une expérience de physique ou de chimie qu'on peut répéter dans le laboratoire et juger à l'aide d'une vérification. C'est une de ces maladies confinées en certains lieux et qu'il faut aller voir sur place. Votre Commission n'hésite pas à déclarer que la connaissance de la pellagre autrement que par les livres et par les documents lui fait défaut. Elle a donc dû se borner à un rôle de critique, c'est-à-dire à celui de l'érudit, de l'historien, qui, avec des pièces en main, cherche à déterminer la réalité d'un fait, la certitude d'un événement. Ce procédé, qui reste seul ouvert quand la vérification directe est impossible, a ses règles auxquelles nous nous sommes efforcés de ne pas manquer. Si elle eût pu, la Commission aurait fait l'expérience de M. Costallat et apporté, au lieu d'une réserve, une décision à l'Académie.

Les principes du jugement qu'il s'agit de porter étant ainsi posés, il n'y a plus qu'à les appliquer.

M. Winternitz a envoyé un Mémoire trop peu achevé pour qu'il soit nécessaire de faire autre chose que le mentionner. Son opinion est que la pellagre n'existe pas, et n'est qu'un assemblage de symptômes variables dans leur association, chez des individus atteints de maladies chroniques diverses.

M. Benvenisti croit que la pellagre est une transformation de la lèpre du moyen âge, conclut d'un certain nombre d'autopsies de folies pellagreuses que la lésion essentielle réside dans la faux du cerveau et dans le sinus longitudinal, fait de cette double lésion la cause organique de toute folie et se trouve ainsi conduit à ranger la pellagre parmi les aliénations. Nous ne pouvons suivre l'auteur dans une pareille manière de voir, et nous acceptons la critique détaillée et motivée qu'en a faite M. Roussel.

Une note de M. le Dr Legrand du Saulle appelle l'attention des médecins légistes sur la folie des pellagreux. Elle ne remplit pas l'objet du Concours ouvert par l'Académie.

M. Leudet a envoyé trois observations : elles rentrent dans la catégorie des pellagres sporadiques de M. Landouzy.

Dans la voie de ceux qui nient que la pellagre soit liée au maïs, l'œuvre de M. Landouzy est la plus considérable. Les cas qu'il a recueillis forment une catégorie de faits dont la nature indéterminée pourra être éclairée par de nouvelles recherches. Le mérite de M. Landouzy sera d'avoir, en signalant cette catégorie, rendu un véritable service à l'étude de la pellagre.

C'est un témoignage du même genre, et non

moins mérité, que la Commission accorde à
M. Billod. Lui aussi a signalé des faits qui
étaient restés inaperçus, et ajouté un chapitre
aux investigations pathologiques. Ses observations et son enquête resteront; mais, dans
l'opinion de la Commission, ce qu'il a nommé
pellagre des aliénés n'a pas de rapport avec
la maladie qui, sous forme endémique, ravage
plusieurs contrées.

A l'ouvrage de M. Billod se rattachent : le
Mémoire de M. Brunet qui, ajoutant de nouvelles observations, se range à la même doctrine;
et la Note de MM. Lahitte et Pain, qui affirment
la fréquence des accidents pellagriformes dans
les asiles d'aliénés et qui les regardent, lors
même que le régime est aussi bon que possible,
comme une des terminaisons de la folie.

Rentrons dans la pellagre proprement dite.
M. Bouchard est un esprit net et distingué, qui
met ses qualités dans ses écrits; mais, plus
frappé des ressemblances nosographiques que
des conditions étiologiques, il crée une modalité cachectique, d'origine très-diverse, dont
le caractère est de se révéler par le coup de
soleil; et il n'apprécie pas à leur juste valeur
certains faits positifs et acquis, relatifs à l'ac-
tion du maïs altéré.

M. Henri Gintrac, qui a remis une histoire
de la pellagre du département de la Gironde,

est sur son terrain. Il a visité les communes, vu les malades et compté les cas; son livre est sans doute un bon document, mais il n'ajoute pas à ce que nous savons par les médecins italiens qui ont écrit sur ce sujet. Averti par les dires de Balardini, de Roussel, de Costallat, M. Gintrac s'est enquis de l'usage du maïs; beaucoup de ses malades n'en avaient jamais mangé. C'est un fait important à ranger peut-être à côté de la *flema salada* de la Vieille-Castille et de l'Aragon.

Restent deux personnes que la Commission croit dignes de récompense : MM. Costallat et Roussel.

Le mérite de M. Costallat est d'avoir lutté avec autant d'ardeur que de persévérance contre les pseudo-pellagres; d'avoir signalé à l'attention, comme analogues à la pellagre et à l'acrodynie, une maladie qui, dans certaines parties de l'Espagne, règne sous le nom de *flema salada*, en même temps que la *carie* affecte le blé, et d'avoir proposé une expérience décisive.

M. Roussel, dans son ouvrage, qui est très-étendu et qui est le fruit de grandes lectures, de voyages, d'observations personnelles et de communications dues aux observateurs, a réuni une description complète de la pellagre, où l'on remarque la mise en lumière des accidents nerveux du début, des documents de toute espèce, une critique des opinions de Landouzy, de Billod, de Benvenisti, un historique précieux, une discussion approfondie des liaisons de la pellagre avec le maïs et le verdet, et une opinion fermement arrêtée sur la cause toxique qui préside au développement de la pellagre endémique ; en un mot, son livre est une encyclopédie de la pellagre qui répond d'une manière satisfaisante aux exigences du programme de l'Académie.

En conséquence, la Commission a l'honneur de proposer à l'Académie de décerner le prix *(cinq mille francs)* à M. ROUSSEL et d'accorder un accessit de *deux mille francs* à M. COSTALLAT.

L'Académie adopte la proposition de la Commission.

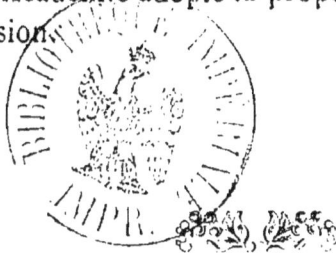

BAGNÈRES. IMPRIMERIE DOSSUN, PLACE NAPOLÉON, 9.

www.ingramcontent.com/pod-product-compliance
Lightning Source LLC
Chambersburg PA
CBHW060538200326
41520CB00017B/5281